Barras de Proteína Caseras para Acelerar el Desarrollo de Músculo para Maratonistas: Aumente naturalmente el crecimiento de músculo y disminuya la grasa para correr más rápido y durar más tiempo

Por

Joseph Correa

Nutricionista Deportivo Certificado

COPYRIGHT

AGRADECIMIENTOS

La realización y éxito de este libro no hubiese sido posible sin mi familia.

Barras de Proteína Caseras para Acelerar el Desarrollo de Músculo para Maratonistas: Aumente naturalmente el crecimiento de músculo y disminuya la grasa para correr más rápido y durar más tiempo

Por

Joseph Correa

Nutricionista Deportivo Certificado

CONTENIDOS

ACERCA DEL AUTOR

Como nutricionista deportivo certificado y atleta profesional, creo firmemente que una nutrición apropiada le ayudará a lograr sus metas más rápida y efectivamente. Mi conocimiento y experiencia me han ayudado a vivir más sanamente a través de los años, lo que he compartido con mis familiares y amigos. Mientras más conoces acerca de comer y beber sanamente, más pronto vas a querer cambiar tus hábitos de vida y alimentación.

Tener éxito en el control de su peso es importante pues esto mejorará todos los aspectos de su vida.

La nutrición es clave en el proceso de ponerse en mejor forma y de esto se trata este libro.

INTRODUCCIÓN

Barras de Proteína Caseras para Acelerar el Desarrollo de Músculo para Maratonistas le ayudará a incrementar la cantidad de proteínas que usted consume al día, para facilitar el aumento de masa muscular. Estas recetas le ayudarán a aumentar músculo en una manera organizada, agregando grandes porciones saludables de proteína a su dieta. El estar demasiado ocupado para alimentarse apropiadamente puede, a menudo, convertirse en un problema y es por esto que este libro le ahorrará tiempo y le ayudará a nutrir su cuerpo para lograr las metas deseadas. Asegúrese de conocer qué está comiendo preparándolo usted mismo o pidiendo a alguien que lo prepare para usted.

Este libro le ayudará a:

- Ganar músculo rápida y naturalmente.

- Mejorar la recuperación muscular.

- Tener más energía.

- Acelerar naturalmente su metabolismo para construir más músculo.

- Mejorar su sistema digestivo.

Joseph Correa es un nutricionista deportivo certificado y un atleta profesional.

BARRAS DE PROTEÍNA CASERAS PARA ACELERAR EL DESARROLLO DE MÚSCULO PARA MARATONISTAS

1. Barras de proteína de chocolate

Ingredientes:

1 taza de hojuelas de avena

3 medidas de proteína en polvo – sabor a chocolate

3 cucharadas de mantequilla de maní (preferiblemente mantequilla de maní orgánica)

1.5 tazas de leche descremada

2 cucharadas de azúcar morena

Preparación:

Las barras de proteína de chocolate son muy fáciles de preparar. Son saludables y deliciosas al mismo tiempo. Mezcle los ingredientes hasta obtener una masa ligeramente pegajosa. Sea paciente, esto puede tomar algo de tiempo (15 minutos aproximadamente). Utilice sus moldes para barras de chocolate (si no tiene de estos, los envases para guardar queso crema funcionan bien) y rocíelos ligeramente con spray para hornear. Siempre escoja spray para hornear libre de grasa para la preparación de estas barras de proteína de chocolate. Divida la mezcla en ocho partes iguales y llene los moldes. Refrigere durante la noche. Si lo prefiere, puede espolvorear un poco más de endulzante encima de sus barras de proteína.

Valores nutricionales:

Carbohidratos 10.2g

Azúcar 5.9g

Proteínas 12.2 g

Grasas Totales (grasas buenas monoinsaturadas) 11.6g

Sodio 123.8 mg

Potasio 85mg

Calcio 45.5mg

Hierro 0.33mg

Vitaminas (Vitamina A; B-6; B-12; C; D; D2; D3; K; Riboflavina; Niacina; Tiamina; K)

Calorías 53

2. Barras de pudín de vainilla

Ingredientes:

1.5 medidas de proteína en polvo (vainilla)

1 taza de hojuelas de avena

1 paquete de pudín (sabor a vainilla)

2 tazas de leche descremada

Preparación:

Mezcle los ingredientes hasta obtener una masa pegajosa. Esto tomará unos pocos minutos. Cocine brevemente, aproximadamente durante 3-4 minutos, a baja temperatura. Vierta la mezcla en moldes de vidrio o metal para barras de proteínas. Debería obtener 8 barras de proteína con esta mezcla. Refrigere durante la noche.

Valores nutricionales:

Carbohidratos 35g

Azúcar 6.74g

Proteínas 52g

Grasas Totales (grasas buenas monoinsaturadas) 1,38g

Sodio 376mg

Potasio 880mg

Calcio 684.7mg

Hierro 1.31mg

Vitaminas (Vitamina C; B-6; B-12; A-RAE; A-IU; E; D; D-D2+D3; K; Tiamina; Riboflavina; Niacina)

Calorías 257

3. Barras de yogur bajo en grasas

Ingredientes:

½ taza de queso fresco bajo en grasas

2 tazas de yogur bajo en grasas

4 medidas de whey protein (vainilla)

½ tazas de hojuelas de avena

Preparación:

Mezcle los ingredientes en una licuadora. Lleve al congelador durante una hora aproximadamente. Corte en 8 barras de proteína y refrigere. Sus barras de proteína estarán listas para comer luego de 2-3 horas.

Valores nutricionales:

Carbohidratos 19g

Azúcar 5,76g

Proteínas 27,5g

Grasas Totales 3.3g

Sodio 268,7mg

Potasio 535,3mg

Calcio 456,6mg

Hierro 0,73mg

Vitaminas (Vitamina C ácido ascórbico total; B-6; B-12; A-RAE; A-IU; E; D; D-D2+D3; K-filoquinona; Tiamina; Riboflavina; Niacina)

Calorías 228

4. Barras de queso cottage

Ingredientes:

1 taza de queso cottage cremoso bajo en grasas

4 medidas de proteína en polvo (chocolate)

1 taza de cereal de cebada en hojuelas

2 cucharadas de miel

½ cucharadita de canela

Preparación:

En un bol grande, coloque el queso con la proteína en polvo, la miel y la canela. Mezcle los ingredientes con una batidora eléctrica, hasta obtener una mezcla suave. Agregue la cebada en hojuelas y mezcle por unos pocos minutos más. Si la mezcla está muy espesa, agregue un poco de agua. Vierta la mezcla en una bandeja previamente engrasada y refrigere durante aproximadamente una hora. Corte en 10 barras de proteína. Ya están listas para comer.

Valores nutricionales:

Carbohidratos 21g

Azúcar 8.58g

Proteínas 24g

Grasas Totales 4g

Sodio 221,2mg

Potasio 361,1mg

Calcio 333.5mg

Hierro 5.23mg

Vitaminas (Vitamina C ácido ascórbico total; B-6; B-12; ácido fólico-DFE; A-RAE; A-IU; E-alfa-tocoferol; D; D-D2+D3; K-filoquinona; Tiamina; Riboflavina; Niacina)

Calorías 190

5. Barras de proteína de coco y vainilla

Ingredientes:

1 medida de proteína en polvo sabor a vainilla

1/4 taza de coco en hojuelas

1/4 taza de coco picado

1/4 taza de leche (descremada)

3 cucharadas de chocolate oscuro derretido (85% de cacao)

Preparación:

Sumerja los trozos de coco en agua y deje reposar durante aproximadamente una hora. Mientras, mezcle la proteína en polvo sabor a vainilla y las hojuelas de coco con la leche. Debe utilizar leche descremada. Esto influye significativamente en el valor nutricional de sus barras de proteína. La batidora eléctrica realizará el trabajo. Ahora agregue los trozos de coco y mezcle bien. Vierta la mezcla en una bandeja pequeña y cubra con el chocolate derretido. Refrigere durante algunas horas. Corte en 3 barras grandes de proteína.

Valores nutricionales:

Carbohidratos 20g

Azúcar 9.53g

Proteínas 19.25g

Grasas Totales 6.06g

Sodio 53mg

Potasio 353mg

Calcio 302mg

Hierro 12,6

Vitaminas (Vitamina C ácido ascórbico total; B-6; B-12; ácido fólico-DFE; A-RAE; A-IU; E-alfa-tocoferol; D; D-D2+D3; K-filoquinona; Tiamina; Riboflavina; Niacina)

Calorías 256

6. Barras de proteína con naranja y bayas goji

Ingredientes:

1 medida de proteína en polvo (sin sabor)

3/4 taza de almendras molidas

1/4 taza de coco rallado

3/4 taza de bayas goji

1 taza de leche de coco

½ vaso de agua

1 cucharadita de extracto de vainilla

1 cucharadita de cáscara de naranja rallada

1 cucharadita de chile en polvo

3 cucharada de chocolate oscuro rallado con 85% de cacao

Preparación:

Esta receta rendirá 5 barras de proteína súper saludables. Primero, debe mezclar la cáscara de naranja rallada con el chile, el extracto de vainilla y la leche de coco. Cocine a baja temperatura durante 10-15 minutos. Deje enfriar. Mientras, mezcle la proteína en polvo, las almendras, el coco rallado, las bayas goji y el agua en una licuadora durante algunos minutos. Agregue la mezcla ya fría de chile, extracto de vainilla, cáscara de naranja y leche de coco y mezcle durante 1-2 minutos más. Vierta la mezcla en 8 moldes para barras de proteína y espolvoree encima el chocolate oscuro. Refrigere durante algunas horas.

Valores nutricionales:

Carbohidratos 14.5g

Azúcar 2.61g

Proteínas 13.5g

Grasas Totales 16.6 g

Sodio 49,5mg

Potasio 331mg

Calcio 121,8mg

Hierro 37.6mg

Vitaminas (Vitamina C; B-6; B-12; A-RAE; D; D-D2+D3; K-filoquinona; Tiamina; Riboflavina; Niacina)

Calorías 248.8 Kcal

7. Barras de proteína con semillas de calabaza

Ingredientes:

2 zanahorias pequeñas cocidas

1/2 taza de proteína en polvo - vainilla

1/4 taza de semillas de calabaza trituradas

1/4 taza de leche descremada

1 cucharadita de mantequilla de semillas de calabaza

2 cucharadas de azúcar morena

¼ taza de agua

Preparación:

Lave y pele las zanahorias. Corte en trozos pequeños e hierva durante aproximadamente 20 minutos (hasta que estén completamente cocidas). Deje enfriar. Derrita la mantequilla de semillas de calabaza y agregue el azúcar. Mezcle bien durante algunos segundos. Luego, agregue la leche y la proteína en polvo. Cocine esta mezcla durante unos minutos (3-4 minutos) y agregue las zanahorias. Triture hasta que esté suave, agregando agua constantemente. Divida la mezcla en 4 moldes medianos y espolvoree con las semillas de calabaza. Refrigere durante algunas horas.

Valores nutricionales:

Carbohidratos 21g

Azúcar 7,93g

Proteínas 17.5

Grasas Totales 9.3g

Sodio 52,3mg

Potasio 289mg

Calcio 127,6mg

Hierro 12,3mg

Vitaminas (Vitamina C ácido ascórbico total; B-6; B-12; ácido fólico-DFE; A-RAE; A-IU; E-alfa-tocoferol; D; D-D2+D3; K-filoquinona; Tiamina)

Calorías 200

8. Barras de proteína de jugo de naranja

Ingredientes:

3½ tazas de avena

1½ tazas de leche en polvo (1.5% de grasa)

4 cucharadas de proteína en polvo (del sabor que guste)

1 taza de miel

2 claras de huevo batidas

1 taza de jugo de naranja

1 cucharadita de canela

Preparación:

Rocíe una bandeja para hornear con un poco de spray para hornear bajo en grasas. Mezcle en un bol la avena, la leche y la proteína en polvo. En otro bol, combine las claras de huevo, el jugo de naranja y la miel. Revuelva la mezcla líquida con la seca. La mezcla debe ser espesa, similar a la masa de galletas. Vierta la mezcla en la bandeja y hornee en horno precalentado a 350 grados durante 10-

15 minutos. Los bordes deben estar crujientes y de color marrón. Corte en 10 trozos y deje enfriar. Refrigere durante la noche.

Valores nutricionales:

Carbohidratos 18.7g

Azúcar 3.2g

Proteínas 17.5g

Grasas Totales 14.8 g

Sodio 51,5mg

Potasio 328mg

Calcio 126,8mg

Hierro 29.2mg

Vitaminas (Vitamina C; B-6; B-12; A-RAE; D; D-D2+D3; K-filoquinona; Tiamina; Riboflavina; Niacina)

Calorías 248.8 Kcal

9. Barras de proteína de coco

Ingredientes:

1 medida colmada de proteína en polvo de vainilla

2 medidas colmadas de harina de coco

½ taza de leche

2 cubos grandes de chocolate oscuro (80% de cacao)

Preparación:

Esta es una receta súper sencilla y no le tomará más de 10 minutos. Usted obtendrá unas deliciosas barras de proteína. Mezcle la proteína en polvo con la harina de coco y vierta la leche. Debe obtener una mezcla compacta. Si es muy espesa para su gusto, agregue un poco de agua. No se equivocará con esta receta. Si se excede en líquido, agregue ingredientes secos, y viceversa. Cuando termine, prepare 3 barras de proteína con esta mezcla y refrigere para que se compacte ligeramente. Mientras, prepare la cobertura de chocolate derritiendo el chocolate a baja temperatura. Distribuya el chocolate sobre las barras de proteína y refrigere durante algunas horas.

Valores nutricionales:

Carbohidratos 14.5g

Azúcar 2.61g

Proteínas 13.5g

Grasas Totales 16.6 g

Sodio 49,5mg

Potasio 331mg

Calcio 121,8mg

Hierro 37.6mg

Vitaminas (Vitamina C ácido ascórbico total; B-6; B-12; A-RAE; A-IU; E; D; D-D2+D3; K-filoquinona; Tiamina; Riboflavina; Niacina)

Calorías 176.8 Kcal

10. Barras de proteína de Almendras

Ingredientes:

¼ taza de almendras ralladas,

¼ taza de leche de almendras baja en grasas

¼ taza de semillas de linaza recién molidas

½ taza de harina de coco

3 claras de huevo

½ cucharadita de sal

¼ taza de mantequilla de almendras

1 cucharada de miel

extracto de vainilla orgánico

½ taza de pasas

Preparación:

Mezcle las almendras, las semillas de linaza, la harina de coco, la sal y las claras de huevo en un procesador de alimentos. Derrita la mantequilla de almendras hasta que tome un lindo color dorado, agregue la miel, la leche y el extracto de vainilla. Deje cocinar durante algunos minutos. Agregue la mezcla de almendras, semillas de linaza, harina de coco, sal y los huevos y deje hervir. Luego, agregue las pasas. Deje en el congelador durante aproximadamente una hora. Corte en 8 barras de proteína y refrigere durante la noche.

Valores nutricionales:

Carbohidratos 21.8g

Azúcar 8.61g

Proteínas 18.3g

Grasas Totales 14.6 g

Sodio 54,5mg

Potasio 327mg

Calcio 112,8mg

Hierro 25.3mg

Vitaminas (Vitamina C; B-6; B-12; A-RAE; D; D-D2+D3; K-filoquinona; Tiamina; Riboflavina; Niacina)

Calorías 232.7 Kcal

11. Barras de proteína de musli de Chocolate

Ingredientes:

3 tazas de avena

1 taza de musli de chocolate

½ taza de almendras ralladas

½ taza de avellanas ralladas

una taza de ciruelas pasas, picadas en pequeños trozos (pasas, higos o algún opcional),

½ taza de maní,

2 cucharadas de cacao en polvo

4 medidas de proteína en polvo de chocolate

2 vasos de leche descremada

Preparación:

Mezcle los ingredientes en un bol grande hasta que la mezcla endurezca. Puede utilizar una batidora eléctrica para esto. Vierta la mezcla en una bandeja para hornear y hornee durante aproximadamente 30 minutos en horno precalentado (350 grados). Debe obtener un lindo color marrón dorado. Luego, retire del horno y corte en 8 barras. Deje reposar durante algunas. Sus barras de proteína están listas para comer.

Valores nutricionales:

Carbohidratos 21.3g

Azúcar 8.2g

Proteínas 19.4g

Grasas Totales 13.4g

Sodio 52mg

Potasio 345mg

Calcio 133,2mg

Hierro 23.6mg

Vitaminas (Vitamina C; B-6; B-12; A-RAE; D; D-D2+D3; K-filoquinona; Tiamina; Riboflavina; Niacina)

Calorías 239 Kcal

12. Barras de proteína de arándanos

Ingredientes:

3 tazas de avena

½ taza de almendras

1 taza de arándanos deshidratados

4 cucharadas de mantequilla de maní

1 vaso de leche descremada

4 medidas de proteína en polvo de vainilla

Preparación:

Mezcle en un bol la avena, las almendras y los arándanos. Derrita la mantequilla de maní a baja temperatura. Es preferible agregar algo de leche antes de que se derrita – de esta manera la mantequilla de maní no se quemará. Cuando la mantequilla de maní se derrita, agregue la proteína en polvo de vainilla y deje hervir. Retire del fuego y deje enfriar. Ahora, agregue la mezcla seca y revuelva bien.

Vierta la mezcla en 5 moldes para barras de proteínas y refrigere. Después de aproximadamente 4 horas, sus barras de proteína estarán listas para comer.

Valores nutricionales:

Carbohidratos 19.6g

Azúcar 7.9g

Proteínas 19.3g

Grasas Totales 12.3 g

Sodio 51,5mg

Potasio 298mg

Calcio 147mg

Hierro 23.6mg

Vitaminas (Vitamina C; B-6; B-12; A-RAE; D; D-D2+D3; K-filoquinona; Tiamina; Riboflavina; Niacina)

Calorías 224 Kcal

13. Barras de proteína con coco y limón

Ingredientes:

1 taza de almendras picadas o fileteadas

1.5 tazas de pasas

1 taza de leche de coco sin azúcar

1 cucharada de ralladura de limón

2 cucharadas de jugo de limón

Preparación:

Coloque todos los ingredientes en la licuadora. Sumerja las pasas en agua durante cinco minutos antes de ponerlas en la licuadora. Llene 5 moldes para barras de proteína con esta mezcla y deje en el congelador durante aproximadamente una hora. Esto es todo! Sus barras de proteína están listas.

Valores nutricionales:

Carbohidratos 14.3g

Azúcar 2,9g

Proteínas 14.9g

Grasas Totales 13g

Sodio 29mg

Potasio 361mg

Calcio 112mg

Hierro 13.6mg

Vitaminas (Vitamina C; B-6; B-12; A-RAE; D; D-D2+D3; K-filoquinona; Tiamina; Riboflavina; Niacina)

Calorías 200 Kcal

14. Barras de proteína simples

Ingredientes:

2 medidas de Whey Protein en polvo

1 taza de avena orgánica

1 vaso de leche descremada

4 cucharadas de mantequilla de maní

4 cucharadas de miel

1 cucharada de cacao en polvo

½ taza de semillas de linaza recién trituradas

Preparación:

Una la Whey Protein en polvo y el cacao en polvo con la leche. Agregue la miel y la avena. Debe revolver bien hasta obtener una mezcla tipo masa. Derrita la mantequilla de maní en una sartén y fría las semillas de linaza trituradas durante aproximadamente 5 minutos. Retire de la sartén y agregue a la mezcla.

Vierta la mezcla tipo masa en la bandeja de hornear y espolvoree con las semillas de linaza. Hornee, en horno precalentado a 350 grados, durante 10 minutos. Deje enfriar por un rato y corte en 4 barras de proteína. Refrigere durante la noche.

Valores nutricionales:

Carbohidratos 19g

Azúcar 4.6g

Proteínas 18.5g

Grasas Totales 12.2 g

Sodio 52mg

Potasio 401mg

Calcio 117mg

Hierro 19.6mg

Vitaminas (Vitamina C; B-6; B-12; A-RAE; D; D-D2+D3; K-filoquinona; Tiamina; Riboflavina; Niacina)

Calorías 224 Kcal

15. Barras de proteína de mantequilla de almendras

Ingredientes:

1 taza de mantequilla de almendras

3 cucharadas de proteína en polvo de vainilla

½ taza de sirope de maple

2 claras de huevo

2 tazas de avena

½ taza de coco rallado

1 cucharadita de polvo de hornear

Preparación:

Utilice la batidora eléctrica para mezclar la mantequilla de almendras, la proteína en polvo y el sirope de maple. Agregue las claras de huevo. Incorpore la avena, el coco y el polvo de hornear. Prepare una masa con esta mezcla. Colóquela en una bandeja de hornear en un horno precalentado durante aproximadamente 10 minutos. Debe tomar un lindo color marrón claro. Deje enfriar bien y corte en 4 barras. Conserve en un envase sellado.

Valores nutricionales:

Carbohidratos 19g

Azúcar 5.2g

Proteínas 17.3g

Grasas Totales 12g

Sodio 51.1mg

Potasio 212mg

Calcio 114mg

Hierro 22mg

Vitaminas (Vitamina C; B-6; B-12; A-RAE; D; D-D2+D3; K-filoquinona; Tiamina; Riboflavina; Niacina)

Calorías 217 Kcal

16. Barras de musli de chocolate

Ingredientes:

1.5 tazas de hojuelas de quinoa

½ taza de nueces picadas

¼ taza de coco triturado, sin azúcar

¼ taza de proteína en polvo de vainilla, sin azúcar

1 huevo

2/3 taza de yogur Griego

1/3 taza de mantequilla de almendras sin azúcar

3 cucharadas de miel

2 cucharadas de aceite de coco derretido

1 cucharada de cáscara de limón

½ taza de pasas

Preparación:

Precaliente el horno a 350 grados. Engrase la bandeja de hornear con el aceite de coco. Distribuya uniformemente las hojuelas de quinoa, las nueces picadas y el coco triturado y hornee durante aproximadamente 6-8 minutos. Mientras, mezcle el yogur Griego con el huevo, la mantequilla de almendras derretida, la miel, la cáscara de limón y las pasas. Retire las nueces del horno y deje enfriar. Mezcle con el yogur Griego y vierta en 12 moldes para barras de proteína.

Deje en el congelador durante 3-4 horas y luego, consérvelas en el refrigerador.

Valores nutricionales:

Carbohidratos 20g

Azúcar 5g

Proteínas 11g

Grasas Totales 12g

Sodio 45mg

Potasio 209mg

Calcio 109mg

Hierro 16mg

Vitaminas (Vitamina C ácido ascórbico total;
B-6; B-12; ácido fólico-DFE; A-RAE; A-IU; E-
alfa-tocoferol; D; D-D2+D3; K-filoquinona;
Tiamina)

Calorías 227

17. Barras de proteína de frutas

Ingredientes:

1 taza de frutos secos mixtos

1 taza de agua

1.5 taza de avena

1 taza de proteína en polvo de vainilla

3 cucharadas de leche descremada

2 cucharaditas de cáscara de limón o naranja rallada

Preparación:

Sumerja los frutos secos en agua y deje reposar durante 10-15 minutos. Utilice la batidora eléctrica para mezclar la avena con la proteína en polvo y la leche. Distribuya la mezcla en una bandeja para hornear. Cubra con los frutos secos, rocíe con la cáscara de limón/ naranja y hornee durante 10 minutos a 350 grados. Deje enfriar y corte en 5 barras. Llévelas al congelador durante 30 minutos y sus barras de proteína están listas para comer.

Valores nutricionales:

Carbohidratos 41g

Azúcar 23g

Proteínas 17g

Grasas Totales 3g

Sodio 36mg

Potasio 213mg

Calcio 145mg

Hierro 12mg

Vitaminas (Vitamina C ácido ascórbico total; B-6; B-12; Ácido fólico-DFE; A-RAE; A-IU; E-alfa-tocoferol; D; D-D2+D3; K-filoquinona; Tiamina)

Calorías 252

18. Barras de proteína con arándanos y naranja

Ingredientes:

1 taza de nueces ralladas

½ taza de mantequilla de nueces

1.5 tazas de leche descremada

1.5 tazas de proteína en polvo de vainilla

1/3 taza de arándanos deshidratados

2 cucharaditas de cáscara de naranja rallada

Preparación:

Use los ingredientes para preparar una mezcla suave en la licuadora. Vierta la mezcla en una bandeja para hornear, engrasada con mantequilla de nueces. Deje en el refrigerador durante la noche. Corte en 8 barras iguales y conserve en el refrigerador.

Valores nutricionales:

Carbohidratos 41g

Azúcar 23g

Proteínas 17g

Grasas Totales 3g

Sodio 23mg

Potasio 222mg

Calcio 118,4mg

Hierro 31mg

Vitaminas (Vitamina C ácido ascórbico total; B-6; B-12; Ácido fólico-DFE; A-RAE; A-IU; E-alfa-tocoferol; D; D-D2+D3; K-filoquinona; Tiamina)

Calorías 252

19. Barras de proteína de mantequilla de maní

Ingredientes:

2 tazas de hojuelas de avena

4 medidas de proteína en polvo

5 cucharadas de mantequilla de maní

1/2 taza de leche

Preparación:

Otra receta súper sencilla. Todo lo que debe hacer es mezclar los ingredientes en una licuadora y verter en los moldes para barras de proteína. Con esta mezcla, obtendrá 5 barras de proteína. Refrigere durante algunas horas. Ya están listas para comer!

Valores nutricionales:

Carbohidratos 16g

Azúcar 7g

Proteínas 16g

Grasas Totales 2.6g

Sodio 17mg

Potasio 212mg

Calcio 105,3mg

Hierro 12mg

Vitaminas (Vitamina C ácido ascórbico total; B-6; B-12; Ácido fólico-DFE; A-RAE; A-IU; E-alfa-tocoferol; D; D-D2+D3; K-filoquinona; Tiamina)

Calorías 167

20. Barras de proteína de almendras y vainilla

Ingredientes:

½ taza de cebada en hojuelas

½ taza de proteína en polvo

2 cucharadas de mantequilla de maní

4 cucharadas de almendras ralladas

1 vaso de agua templada

Preparación:

Sumerja las hojuelas en el agua templada durante aproximadamente 30 minutos. Derrita la mantequilla de maní a baja temperatura, en una sartén (puede agregar un poco de agua si se le hace más fácil – ¼ de vaso será suficiente). Fría las almendras durante algunos minutos – sólo para obtener ese lindo color dorado. Ahora, agregue las hojuelas hidratadas y la proteína en polvo. Revuelva bien durante unos minutos. Retire del fuego y deje enfriar por un rato. Forme 5 barras de proteína con esta mezcla y refrigere durante la noche.

Valores nutricionales:

Carbohidratos 23g

Azúcar 16g

Proteínas 19g

Grasas Totales 2,8g

Sodio 39mg

Potasio 253mg

Calcio 129,9mg

Hierro 33mg

Vitaminas (Vitamina C ácido ascórbico total; B-6; B-12; Ácido fólico-DFE; A-RAE; A-IU; E-alfa-tocoferol; D; D-D2+D3; K-filoquinona; Tiamina)

Calorías 231

21. Barras de proteína con frutas deshidratadas

Ingredientes:

2.5 tazas de avena

½ taza de almendras (peladas y tostadas)

½ taza de avellanas (peladas y tostadas)

1/3 taza de miel

1 taza de frutas deshidratadas (arándanos, albaricoques y pasas amarillas)

1 taza de compota de manzana libre de azúcar

½ cucharadita de canela

Preparación:

Corte las almendras y las avellanas en trozos grandes. Las frutas deshidratadas también. Utilice una bandeja de hornear pequeña y rocíela con un spray para hornear bajo en grasa. Hornee las nueces y frutas en horno precalentado a 350 grados, durante aproximadamente 15 minutos. Retire del horno y deje enfriar por un rato. Mientras, mezcle la canela, la compota de manzana y la miel con la avena. Es preferible utilizar una licuadora para esto. Tardará aproximadamente un minuto.

Retire las nueces y frutas de la bandeja. Vierta la mezcla en la bandeja y cubra con las nueces. Hornee durante aproximadamente 5 minutos más. Retire del horno y deje enfriar durante unas horas. Corte en 20 barras de proteína y refrigere durante la noche.

Valores nutricionales:

Carbohidratos 32,2g

Azúcar 17g

Proteínas 19.9g

Grasas Totales 5.6g

Sodio 31mg

Potasio 232,7mg

Calcio 126,4mg

Hierro 27mg

Vitaminas (Vitamina C ácido ascórbico total; B-6; B-12; Ácido fólico-DFE; A-RAE; A-IU; E-alfa-tocoferol; D; D-D2+D3; K-filoquinona; Tiamina)

Calorías 234

22. Barras de proteína de amaranto

Ingredientes:

1 taza de amaranto

3 cucharadas de avena

3 cucharadas de bayas goji deshidratadas

3 cucharadas de arándanos deshidratados

1 cucharada de sésamo

1 cucharada de semillas de girasol

2 cucharadas de miel

1 banana grande

1 cucharada de azúcar morena

½ cucharadita de canela

1 cucharada de aceite

Preparación:

En principio, debe preparar cotufas de amaranto. El procedimiento es el mismo que con las cotufas regulares. Utilice una sartén y rocíe un poco de aceite en él. Ponga las semillas de amaranto en la sartén y fría durante 10 minutos. Debe mover la sartén varias veces, hasta que las semillas de amaranto rompan en totalidad. Retire del fuego y deje reposar por un rato.

Mientras, corte la banana en trozos pequeños. Mezcle la miel y el resto de los ingredientes en una licuadora. Si la mezcla está muy espesa, el truco es ponerla en el microondas durante 1 minuto. Esto será suficiente para obtener una mezcla suave. Vierta la mezcla en una bandeja para hornear, distribuya encima las cotufas de amaranto y hornee en horno precalentado durante 5-10 minutos a 350 grados. Retire del horno, deje enfriar por un rato y corte en 20 barras de proteína. Refrigere durante la noche.

Valores nutricionales:

Carbohidratos 41g

Azúcar 25,1g

Proteínas 23,4g

Grasas Totales 12g

Sodio 43mg

Potasio 217mg

Calcio 124,7mg

Hierro 38mg

Vitaminas (Vitamina C ácido ascórbico total; B-6; B-12; Ácido fólico-DFE; A-RAE; A-IU; E-alfa-tocoferol; D; D-D2+D3; K-filoquinona; Tiamina)

Calorías 278

23. Barras de proteína con sésamo

Ingredientes:

1.5 tazas de azúcar morena

1 limón

¾ taza de sésamo

Preparación:

Derrita el azúcar a baja temperatura hasta obtener un caramelo marrón claro. Revuelva bien y lentamente vierta el jugo de limón en él. Ahora agregue las semillas de sésamo y mezcle bien. Vierta la mezcla tibia en los moldes para barras de proteína. Debe obtener 5 barras de proteína con esta receta. Refrigere durante varias horas.

Valores nutricionales:

Carbohidratos 18g

Azúcar 9g

Proteínas 14g

Grasas Totales 2g

Sodio 16mg

Potasio 87mg

Calcio 8mg

Hierro 7,1mg

Vitaminas (Vitamina C; B-6; B-12; D; D-D2+D3;K)

Calorías 112

24. Barras mediterráneas con algarrobo

Ingredientes:

½ taza de hojuelas de avena

3 cucharadas de algarrobo en polvo

2 cucharadas de miel

1 cucharadita de canela

una pizca de sal

1 clara de huevo batida a punto de nieve

3 cucharadas de frutos secos mixtos

2 cucharadas de jugo de naranja

2 cucharadas de mermelada de ciruela

Preparación:

Con esta receta debe obtener 6 barras de proteína grandes. Mezcle bien todos los ingredientes en la licuadora. Utilice una bandeja para hornear. Vierta la mezcla en ella y hornee durante aproximadamente 15 a 20 minutos en horno precalentado a 250 grados.

Retire del fuego, corte en 6 trozos y deje enfriar.

Valores nutricionales:

Carbohidratos 39g

Azúcar 17,5g

Proteínas 29g

Grasas Totales 9.4g

Sodio 39mg

Potasio 249mg

Calcio 128mg

Hierro 32mg

Vitaminas (Vitamina C ácido ascórbico total; B-6; B-12; Ácido fólico-DFE; A-RAE; A-IU; E-alfa-tocoferol; D; D-D2+D3; K-filoquinona; Tiamina)

Calorías 240

25. Cubos de sésamo

Ingredientes:

1.5 taza de miel

1.5 taza de chocolate oscuro

½ taza de mantequilla de almendras

1.5 taza de hojuelas de maíz

1.5 taza de sésamo

1 cucharada de aceite de sésamo

½ taza de agua templada

Preparación:

En primer lugar, fría las semillas de sésamo. Rocíe un poco de aceite de sésamo por encima, revuelva bien y fría durante algunos minutos. Las semillas deben mantener su color dorado claro. Retire de la sartén y deje enfriar.

En un bol grande, triture las hojuelas de maíz con ayuda de un tenedor. Mezcle las semillas de sésamo, vierta el agua templada y deje reposar durante un rato para que absorban el agua.

Mientras, derrita la mantequilla de almendras a baja temperatura. Agregue el chocolate y la miel y deje que se derritan, revolviendo constantemente. Retire del fuego.

En una bandeja para hornear mediana vierta la mezcla de semillas de sésamo. Cubra con el chocolate derretido y corte en 8 trozos. Reserve en el congelador durante 2-3 horas. Retire del congelador y conserve sus barras de proteína en el refrigerador.

Valores nutricionales:

Carbohidratos 41,8g

Azúcar 26g

Proteínas 19g

Grasas Totales 5,6g

Sodio 29mg

Potasio 249mg

Calcio 118,4mg

Hierro 41mg

Vitaminas (Vitamina C ácido ascórbico total;
B-6; B-12; Ácido fólico-DFE; A-RAE; A-IU; E-
alfa-tocoferol; D; D-D2+D3; K-filoquinona;
Tiamina)

Calorías 239

26. Barras energéticas

Ingredientes:

1 taza de hojuelas de avena

4 cucharadas de semillas de girasol

1/3 taza de hojuelas de almendras

2 cucharadas de semillas de trigo

½ taza de miel floral

3 cucharadas de azúcar morena

2 cucharadas de mantequilla de maní

1 cucharada de extracto de vainilla

una pizca de sal

1 taza de frutas deshidratadas picadas (albaricoques, cerezas, arándanos, pasas)

Preparación:

Mezcle las hojuelas de avena, las semillas de girasol, las hojuelas de almendras y las semillas de trigo. Hornee en horno precalentado durante 5-10 minutos. Puede extender el tiempo de horneado si las quiere más crujientes, pero no se exceda.

Derrita el azúcar a baja temperatura en una sartén. Agregue la miel, la mantequilla de maní, el extracto de vainilla y la sal. Revuelva bien durante unos minutos. Si la mezcla está muy espesa, puede agregar un poco de agua (1/4 de vaso será suficiente). Vierta las semillas en la sartén y mezcle bien. Divida la mezcla en 10 partes iguales y cubra con las frutas deshidratadas. Refrigere durante unas horas.

Valores nutricionales:

Carbohidratos 38,4g

Azúcar 17,1g

Proteínas 27,9g

Grasas Totales 12g

Sodio 39mg

Potasio 298mg

Calcio 112mg

Hierro 29mg

Vitaminas (Vitamina C ácido ascórbico total; B-6; B-12; Ácido fólico-DFE; A-RAE; A-IU; E-alfa-tocoferol; D; D-D2+D3; K-filoquinona; Tiamina)

Calorías 217

27. Barras de proteína de Quinoa y banana

Ingredientes:

4 cucharadas de quinoa

1 taza de hojuelas de avena

1 huevo

1 cucharada de miel

1 cucharada de aceite de oliva

1 cucharadita de canela

una pizca de sal

½ taza de pasas

1/3 taza de avellanas picadas

2 cucharadas de semillas de sésamo

2 bananas medianas

Preparación:

Cocine la quinoa durante 10-15 minutos. Escurra bien y deje enfriar. Mientras, triture la banana con la ayuda de un tenedor. En un bol grande, mezcle las hojuelas de avena, la canela, el huevo y la sal. Agregue la quinoa escurrida a la mezcla.

Rocíe aceite de oliva en una sartén y agregue las avellanas y las semillas de sésamo. Fría a baja temperatura durante 5-10 minutos. Revuelva bien y retire del fuego.

Vierta la mezcla de quinoa en una bandeja para hornear mediana. Forme la segunda capa con las avellanas y las semillas de sésamo y cubra con las pasas. Hornee a 350 grados durante aproximadamente 10 minutos. Debe obtener un lindo color marrón, o revise con la ayuda de un palillo. Retire del horno, corte en 10 trozos iguales y deje enfriar.

Valores nutricionales:

Carbohidratos 38,4g

Azúcar 17,1g

Proteínas 27,9g

Grasas Totales 12g

Sodio 39mg

Potasio 298mg

Calcio 112mg

Hierro 29mg

Vitaminas (Vitamina C ácido ascórbico total;
B-6; B-12; Ácido fólico-DFE; A-RAE; A-IU; E-
alfa-tocoferol; D; D-D2+D3; K-filoquinona;
Tiamina)

Calorías 150

28. Barras de proteína de arroz

Ingredientes:

½ taza de semillas de sésamo

1.5 taza de hojuelas de avena

1 taza de mantequilla de maní

1.5 taza de chocolate oscuro (80% de cacao)

1 taza de arroz inflado

2 tazas de frutos secos

½ taza de nueces picadas

1 taza de miel

Preparación:

Hornee las semillas de sésamo en horno precalentado a 350 grados durante aproximadamente 10 minutos hasta obtener un lindo color dorado. Retire del horno y deje enfriar. Agregue las hojuelas de avena y mezcle bien.

Mezcle el chocolate, la mantequilla de maní y la miel y derrita en el microondas (2-3 minutos serán suficientes).

Ahora necesitará una bandeja para hornear mediana. Forme tres capas – en primer lugar vierta las hojuelas de avena y las semillas de sésamo. Forme otra capa con el chocolate derretido, la miel y la mantequilla de maní. Cubra con el arroz inflado, las nueces picadas y los frutos secos.

Hornee a 350 grados durante 5-10 minutos más. Retire del horno y deje enfriar. Corte en 10 barras de proteína y refrigere durante algunas horas.

Valores nutricionales:

Carbohidratos 38,9g

Azúcar 25g

Proteínas 23g

Grasas Totales 6,5g

Sodio 29,3mg

Potasio 259mg

Calcio 113,7mg

Hierro 29mg

Vitaminas (Vitamina C ácido ascórbico total; B-6; B-12; Ácido fólico-DFE; A-IU; E-alfa-tocoferol; D; D-D2+D3; K-filoquinona; Tiamina)

Calorías 249

29. Barras de proteína de coco y banana

Ingredientes:

3 bananas grandes

6 claras de huevo

1 taza de leche de coco

½ taza de coco triturado

2 cucharaditas de extracto de vainilla

2 cucharadas de miel

Preparación:

Estas barras de proteína son muy fáciles de preparar. Todo lo que necesita es una licuadora. Mezcle los ingredientes en la licuadora durante algunos minutos, o hasta obtener una mezcla suave. Vierta la mezcla en moldes para barras de proteína y deje en el congelador durante algunas horas. Retire del congelador y conserve en el refrigerador.

Valores nutricionales:

Carbohidratos 19.8g

Azúcar 4.2g

Proteínas 18.6g

Grasas Totales 11.8 g

Sodio 51,5mg

Potasio 328mg

Calcio 126,8mg

Hierro 29.2mg

Vitaminas (Vitamina C ácido ascórbico total; B-6; B-12; A-RAE; A-IU; E; D; D-D2+D3; K-filoquinona; Tiamina; Riboflavina; Niacina)

Calorías 222.8 Kcal

30. Barras de proteína de chile

Ingredientes:

1 taza de harina de coco

3 claras de huevo

1 vaso de leche de almendras

1 cucharada de miel

1 cucharadita de chile

1 cucharada de cacao

5 cucharadas de chocolate oscuro rallado (80% de cacao)

½ vaso de leche de coco

Preparación:

Coloque la harina de coco, las claras de huevo, la leche de almendras, la miel y el chile en un procesador de alimentos. Procese hasta obtener una mezcla suave. Hornee la mezcla en horno precalentado a 350 grados durante aproximadamente 10-15 minutos.

Retire del horno y corte en 5 barras de proteína iguales.

Mientras, hierva la leche de coco y agregue el cacao y el chocolate. Cocine durante 2-3 minutos más y retire del fuego. Deje enfriar por un rato.

Ahora, sumerja las barras de proteína en la mezcla de chocolate. Déjelas en el chocolate durante 15-20 minutos. Conserve sus barras de proteína en el refrigerador.

Valores nutricionales:

Carbohidratos 17.8g

Azúcar 5.2g

Proteínas 16g

Grasas Totales 9g

Sodio 45,9mg

Potasio 342mg

Calcio 113mg

Hierro 21.2mg

Vitaminas (Vitamina C; B-6; B-12; A-RAE; D; D-D2+D3; K-filoquinona; Tiamina; Riboflavina; Niacina)

Calorías 234 Kcal

31. Barras de proteína de yogur Griego

Ingredientes:

1 taza de yogur Griego

1 banana grande

3 claras de huevo

½ taza de nueces picadas

1 cucharadita de extracto de vainilla

½ taza de harina de coco

1 cucharada de azúcar morena

½ taza de arándanos

½ taza de avellanas picadas

Preparación:

Mezcle el yogur Griego con la banana, las claras de huevo, las nueces picadas y la vainilla en un procesador de alimentos. Debe obtener una mezcla suave. Refrigere la mezcla durante al menos una hora. Retire del refrigerador, prepare 8 barras de proteína. Cúbralas con los arándanos, el azúcar morena y las avellanas y ruédelas en la harina de coco. Hornee en una bandeja, en horno precalentado a 350 grados durante 10 minutos. Retire del horno y deje enfriar. Conserve en el refrigerador.

Valores nutricionales:

Carbohidratos 21.9g

Azúcar 9.7g

Proteínas 19.5g

Grasas Totales 15g

Sodio 46,3mg

Potasio 312mg

Calcio 148mg

Hierro 30mg

Vitaminas (Vitamina C; B-6; B-12; A-RAE; D; D-D2+D3; K-filoquinona; Tiamina; Riboflavina; Niacina)

Calorías 216 Kcal

32. Barras de proteína de jugo de manzana

Ingredientes:

1 taza de avena

½ taza de harina

¼ taza de almendras y avellanas picadas

¼ taza de pasas

¼ taza de jugo de manzana recién extraído

¼ taza de miel

½ cucharadita de canela

2 cucharada de aceite

1 cucharada de mantequilla de almendras derretidas

Preparación:

Mezcle todos los ingredientes secos. Agregue el aceite, la mantequilla de almendras, el jugo de manzana y la miel. Revuelva bien hasta obtener una mezcla suave. Vierta la mezcla en una bandeja para hornear. Ésta debe ser de aproximadamente 0.5 pulgadas de espesor. Hornee en horno precalentado a 250 grados durante 15-20 minutos. Retire del horno, corte en 10 barras de proteína y refrigere durante unas horas.

Valores nutricionales:

Carbohidratos 21g

Azúcar 6g

Proteínas 19,3g

Grasas Totales 12g

Sodio 49,5mg

Potasio 318mg

Calcio 112mg

Hierro 23.2mg

Vitaminas (Vitamina C; B-6; B-12; A-RAE; D; D-D2+D3; K-filoquinona; Tiamina; Riboflavina; Niacina)

Calorías 212 Kcal

33. Barras de proteína con higos

Ingredientes:

1 taza de almendras picadas

¼ taza de higos deshidratados picados

¼ taza de ciruelas deshidratadas picadas

¼ taza de pasas

2 cucharaditas de canela

2 cucharadas de hojuelas de avena

½ taza de leche de almendras

Preparación:

Mezcle las almendras, los higos deshidratados, las ciruelas, las pasas, la canela y las hojuelas de avena en un procesador de alimentos. Agregue la leche y mezcle durante 1-2 minutos más. Coloque la mezcla en una bandeja para hornear y hornee en horno precalentado a 225 grados durante aproximadamente 45 minutos. La mezcla debe estar muy seca. Retire del horno, corte en 10 barras de proteína y conserve en un lugar frío y seco.

Si se le hace más fácil, puede preparar las barras de proteína antes de hornear /secar. Utilice un molde y dé forma a la mezcla con él.

Un pequeño secreto: Si tiene un deshidratador utilícelo para esta receta. Esto preservará todos los nutrientes.

Valores nutricionales:

Carbohidratos 20g

Azúcar 7,6g

Proteínas 19g

Grasas Totales 12g

Sodio 58mg

Potasio 312mg

Calcio 140,2mg

Hierro 23mg

Vitaminas (Vitamina C; B-6; B-12; A-RAE; D; D-D2+D3; K-filoquinona; Tiamina; Riboflavina; Niacina)

Calorías 219 Kcal

34. Barras de proteína de mezcla energética

Ingredientes:

2 naranjas grandes

1 cucharada de miel ligera

3 cucharadas de azúcar morena

6 cucharadas de mantequilla de almendras

8 cucharadas de sirope de maple

2 cucharadas de mermelada de arándano

3 cucharadas de avellanas

3 cucharadas de almendras blancas

2 cucharadas de nueces

2 cucharadas de amaranto triturado

3 cucharadas de pasas duradas

10 cucharadas de hojuelas de avena finas

8 cucharadas de chocolate oscuro rallado (80% de cacao)

Preparación:

Lave y seque las naranjas. Pele finamente la cáscara. Exprima el jugo de la naranja, agregue el azúcar y la miel y ponga a hervir a temperatura alta revolviendo constantemente, hasta que todo el líquido se evapore. Obtendrá una mermelada muy espesa.

Corte las avellanas, las almendras y las nueces en trozos pequeños.

Mezcle la mantequilla de almendras, el sirope de maple y la mermelada de arándano utilizando una batidora eléctrica. Colóquelo en el microondas durante 1-2 minutos. Retire del microondas y mezcle con la mermelada de naranja, las nueces, el amaranto y la avena. Obtendrá una mezcla muy espesa. Manténgala así.

Ahora necesitará moldes para barras de proteínas. Forme 10 barras y hornee durante 10 minutos en horno precalentado a 350 grados. Retire del horno y deje enfriar.

Derrita el chocolate en el microondas durante algunos minutos. Sumerja sus barras de proteína en el chocolate y refrigere durante varias horas.

Valores nutricionales:

Carbohidratos 28g

Azúcar 11g

Proteínas 23g

Grasas Totales 17.8 g

Sodio 58,3g

Potasio 369mg

Calcio 141mg

Hierro 34mg

Vitaminas (Vitamina C; B-6; B-12; A-RAE; D; D-D2+D3; K-filoquinona; Tiamina; Riboflavina; Niacina)

Calorías 268.8 Kcal

35. Barras de proteína de albaricoque

Ingredientes:

4 cucharadas de azúcar morena

3 cucharadas de miel

4 cucharadas de mantequilla de maní

2 cucharadas de jugo de albaricoque recién extraído

1 cucharada de cáscara de naranja rallada

1 taza de arroz inflado

½ taza de albaricoques picados

½ taza de nueces picadas

Preparación:

Combine todos los ingredientes en un bol grande. Utilice una batidora eléctrica para obtener una masa homogénea. Precaliente el horno a 250 grados. Vierta la mezcla en una bandeja para hornear y hornee durante aproximadamente 15 minutos. Debe obtener un color marrón dorado. Retire del horno, corte en 5 barras de proteína y conserve en un lugar seco y frío.

Valores nutricionales:

Carbohidratos 20.7g

Azúcar 7.4g

Proteínas 19.5g

Grasas Totales 13g

Sodio 49mg

Potasio 294mg

Calcio 112,8mg

Hierro 27mg

Vitaminas (Vitamina C; B-6; B-12; A-RAE; D; D-D2+D3; K-filoquinona; Tiamina; Riboflavina; Niacina)

Calorías 259 Kcal

36. Barras de proteína con frutas mixtas

Ingredientes:

¼ taza de higos deshidratados picados

¼ taza de dátiles picados

¼ taza de ciruelas rebanadas

¼ taza de pasas blancas

¼ taza de naranja deshidratada picada

¼ taza de ciruelas deshidratadas picadas

1 vaso de jugo de naranja fresco

1 vaso de jugo de limón fresco

¼ taza de nueces molidas

¼ taza de avellanas molidas

¼ taza de miel

unas gotas de extracto de ron

¼ taza de piña picada

1 taza de chocolate oscuro derretido (80% de cacao)

¼ taza de cacao

¼ taza de mantequilla de almendras

Preparación:

Mezcle bien las frutas, las nueces, la miel, la naranja y el jugo de limón, en un bol grande. Reserve la mezcla en un bol. Derrita la mantequilla de almendras a baja temperatura, agregue el extracto de ron, el chocolate oscuro y el cacao. Cocine hasta punto de ebullición. Revuelva constantemente! Retire del fuego y utilice esta mezcla para unir la mezcla de frutas y nueces. Mezcle bien y forme 18 barras de proteína. Refrigere durante varias horas.

Estas barras de proteína son deliciosas y crujientes.

Valores nutricionales:

Carbohidratos 27g

Azúcar 9g

Proteínas 23.8g

Grasas Totales 17.8 g

Sodio 64mg

Potasio 417mg

Calcio 139mg

Hierro 31mg

Vitaminas (Vitamina C; B-6; B-12; A-RAE; D; D-D2+D3; K-filoquinona; Tiamina; Riboflavina; Niacina)

Calorías 289kcal

37. Barras de proteína crujientes

Ingredientes:

½ taza de higos deshidratados

¼ taza de coco deshidratado

¼ taza de maní tostado

¼ taza de hojuelas de trigo

¼ taza de hojuelas de arroz

3 cucharadas de trigo tostado

½ taza de miel

½ taza de mantequilla de maní

3 cucharadas de sirope de agave

4 cucharadas de azúcar morena

¼ cucharadita de canela molida

1 cucharadita de extracto de vainilla

Preparación:

Combine los higos, el coco deshidratado y el maní tostado, en un bol grande. Agregue el trigo, el trigo tostado, el arroz y revuelva bien.

En un bol pequeño, una la miel con la mantequilla de maní, el sirope de agave y el azúcar morena. Cocine durante varios minutos a baja temperatura hasta que el azúcar morena esté completamente disuelta. Agregue la canela, el extracto de vainilla y llévelos a ebullición. Retire del fuego. Vierta la mezcla encima de la preparación de nueces y frutas y mezcle bien.

Utilice una bandeja para hornear mediana, coloque la mezcla en ella y hornee durante aproximadamente 20 minutos a 225 grados. Retire del horno, corte en 24 barra y refrigere durante algunas horas.

Valores nutricionales:

Carbohidratos 29g

Azúcar 11,3g

Proteínas 26g

Grasas Totales 11g

Sodio 61,1mg

Potasio 287mg

Calcio 134mg

Hierro 31mg

Vitaminas (Vitamina C; B-6; B-12; A-RAE; D; D-D2+D3; K-filoquinona; Tiamina; Riboflavina; Niacina)

Calorías 254 Kcal

38. Barras de proteína de queso cottage y arándanos

Ingredientes:

1 taza de queso cottage bajo en grasas

1 taza de yogur Griego

2 claras de huevo

½ taza de arándanos

4 cucharadas de azúcar morena

1 cucharadita de extracto de vainilla

½ taza de harina de coco

Preparación:

Coloque todos los ingredientes, excepto la harina de coco, en el procesador de alimentos. Mezcle bien para obtener una mezcla suave. Utilice un molde para barras de proteína para crear 10 barras iguales. Espolvoree con la harina de coco y deje en el congelador durante algunas horas. Retire del congelador y conserve en el refrigerador.

Valores nutricionales:

Carbohidratos 18.7g

Azúcar 5.2g

Proteínas 16.7g

Grasas Totales 16.5 g

Sodio 54,7mg

Potasio 339mg

Calcio 138,5mg

Hierro 24.8mg

Vitaminas (Vitamina C; B-6; B-12; A-RAE; D; D-D2+D3; K-filoquinona; Tiamina; Riboflavina; Niacina)

Calorías 236.7 Kcal

39. Barras de proteína de semillas de chía

Ingredientes:

1 taza de semillas de chía picadas

½ taza de nueces

½ taza de avellanas

½ taza de arándanos

1 taza de queso bajo en grasas

½ taza de miel

1 cucharada de extracto de vainilla

1 cucharadita de canela

1 medida de proteína en polvo

spray para hornear bajo en grasas

Preparación:

Mezcle las semillas de chía con las nueces y el queso. Utilice moldes para barras de proteína para preparar 8 barras iguales.

Con una batidora eléctrica, combine la miel, la canela, el extracto de vainilla y la proteína en polvo. Ahora, vierta esta mezcla encima de las barras de proteína.

Precaliente el horno a 350 grados. Rocíe la bandeja para hornear con spray para hornear bajo en grasas y hornee las barras de proteína durante aproximadamente 20 minutos, hasta obtener un color marrón claro. Retire del horno y deje enfriar. Refrigere durante varias horas.

Valores nutricionales:

Carbohidratos 14.9g

Azúcar 5.3g

Proteínas 18.3g

Grasas Totales 14.6 g

Sodio 52,7mg

Potasio 326mg

Calcio 127,3mg

Hierro 26.3mg

Vitaminas (Vitamina C; B-6; B-12; A-RAE; D; D-D2+D3; K-filoquinona; Tiamina; Riboflavina; Niacina)

Calorías 226.3 Kcal

40. Barras de proteína de avena

Ingredientes:

1 taza de avena

¼ taza de hojuelas de maíz

½ taza de avellanas trituradas

6 - 8 ciruelas cortadas en cubos

1/3 taza de pasas

1/3 taza de semillas de sésamo

1/3 taza de semillas de linaza

½ taza de azúcar morena

½ taza de chocolate rallado (80% de cacao)

1 naranja mediana

1 cucharadita de canela

1 cucharadita de extracto de ron

½ taza de mantequilla de maní

2 cucharadas de miel

¼ taza de chocolate rallado (80% de cacao) – para decorar

Preparación:

Combine todos los ingredientes secos en un bol grande. Lave la naranja, ralle la cáscara y exprímala. Utilice una sartén para derretir la mantequilla de maní a baja temperatura. Agregue el azúcar, el extracto de ron, la canela, la cáscara y el jugo de naranja. Revuelva bien y deje cocinar durante 3-5 minutos. Luego, agregue los ingredientes secos en la sartén y revuelva bien. Agregue la miel. Retire del fuego, deje enfriar por un rato y forme 15 barras de proteína iguales. Decore con un poco más de chocolate y refrigere durante la noche.

Valores nutricionales:

Carbohidratos 27.2g

Azúcar 9.2g

Proteínas 26.3g

Grasas Totales 12.8 g

Sodio 96,5mg

Potasio 356mg

Calcio 124,8mg

Hierro 29.2mg

Vitaminas (Vitamina C; B-6; B-12; A-RAE; D; D-D2+D3; K-filoquinona; Tiamina; Riboflavina; Niacina)

Calorías 278.3 Kcal

41. Barras de proteína de miel

Ingredientes:

½ taza de mantequilla de almendras

½ taza de miel

2 huevos

1/3 taza de almendras molidas

½ taza de albaricoques deshidratados – cortados en pequeños trozos

¼ taza de avellanas tostadas, finamente picadas

¼ taza de cerezas deshidratadas, finamente picadas

¼ taza de sésamo

1/3 taza de avena

1 cucharada de aceite de sésamo

Preparación:

Para esta receta, necesitará una bandeja para hornear pequeña. Rocíe un poco de aceite de sésamo por encima.

Bata la mantequilla de almendras con la miel hasta obtener una mezcla cremosa, agregue los huevos batidos, las nueces y las frutas. Continúe batiendo la mezcla durante unos minutos más.

Precaliente el horno a 350 grados. Vierta la mezcla en la bandeja y hornee durante aproximadamente 20-25 minutos, hasta que estén doradas. Retire del horno y enfríe durante 10 minutos. Corte 10 barras de proteína iguales. Puede agregar un poco más de miel encima, pero esto es opcional e incrementa el valor nutricional. Lo bueno de estas barras de proteína es que son perfectas tibias o frías.

Valores nutricionales:

Carbohidratos 28.7g

Azúcar 9.2g

Proteínas 27.5g

Grasas Totales 14.8 g

Sodio 51,5mg

Potasio 328mg

Calcio 126,8mg

Hierro 29.2mg

Vitaminas (Vitamina C; B-6; B-12; A-RAE; D; D-D2+D3; K-filoquinona; Tiamina; Riboflavina; Niacina)

Calorías 248.8 Kcal

42. Barras de proteína con avena y pasas

Ingredientes:

½ taza de hojuelas de avena

½ taza de nueces picadas

½ taza de pasas

½ taza de ciruelas deshidratadas picadas

½ taza de semillas de girasol

½ taza de aceite de coco derretido

¼ taza de semillas de chía

¼ taza de miel

¼ taza de chocolate (70% de cacao)

1 cucharadita de canela

Preparación:

Precaliente el horno a 350 grados. Utilice una sartén para derretir el chocolate y el aceite de coco a muy baja temperatura. Revuelva bien. Mezcle con el resto de los ingredientes en un bol grande. Distribuya la mezcla en una bandeja para hornear y hornee durante 15 minutos. Deje enfriar y refrigere durante unas horas.

Valores nutricionales:

Carbohidratos 27.6g

Azúcar 9.2g

Proteínas 25.3g

Grasas Totales 15.8 g

Sodio 61,2mg

Potasio 229mg

Calcio 134,4mg

Hierro 24.3mg

Vitaminas (Vitamina C; B-6; B-12; A-RAE; D; D-D2+D3; K-filoquinona; Tiamina; Riboflavina; Niacina)

Calorías 228 Kcal

43. Barras de proteína con dátiles

Ingredientes:

½ taza de dátiles picados

¼ taza de albaricoques picados

¼ taza de pasas

¼ taza de arándanos deshidratados

1 cucharada de mantequilla de maní

¼ cucharadita de canela molida

5 cucharadas de sirope de agave

¼ taza de nueces ralladas

¼ taza de almendras ralladas

Preparación:

Utilice un procesador de alimentos para procesar los dátiles, los albaricoques, las pasas y los arándanos. Agregue la mantequilla de maní, la canela, el sirope de agave y mezcle bien. Vierta esta mezcla en una bandeja para hornear. Distribuya las nueces y las almendras encima y presione un poco con sus manos. Cubra con papel de aluminio y refrigere durante al menos 3-4 horas. Corte en 10 barras de proteína iguales.

Valores nutricionales:

Carbohidratos 23.4g

Azúcar 5.2g

Proteínas 19.5g

Grasas Totales 13.4 g

Sodio 41,4mg

Potasio 353mg

Calcio 135,5mg

Hierro 19mg

Vitaminas (Vitamina C; B-6; B-12; A-RAE; D; D-D2+D3; K-filoquinona; Tiamina; Riboflavina; Niacina)

Calorías 236.6 Kcal

44. Barras de proteína con pistachos

Ingredientes:

1 taza de pistachos tostados – picados en trozos pequeños

1 taza de dátiles picados

1 cucharadita de cacao

1 cucharadita de canela

2 cucharaditas de azúcar de vainilla

1 limón

una pizca de sal

1 taza de frutas mixtas deshidratadas picadas

Preparación:

Utilice una licuadora para mezclar los dátiles y los pistachos. Agregue el resto de los ingredientes y mezcle durante algunos minutos más. Con esta mezcla, forme 10 barras de proteína. Puede hacerlo manualmente o utilizando moldes. Refrigere durante la noche.

Valores nutricionales:

Carbohidratos 19.7g

Azúcar 7.4g

Proteínas 18.5g

Grasas Totales 13.5 g

Sodio 31,8mg

Potasio 326mg

Calcio 124mg

Hierro 23.2mg

Vitaminas (Vitamina C; B-6; B-12; A-RAE; D; D-D2+D3; K-filoquinona; Tiamina; Riboflavina; Niacina)

Calorías 243.7 Kcal

45. Barras de proteína con melaza

Ingredientes:

½ taza de sirope oscuro de azúcar - melaza

¼ taza de mantequilla de maní

½ taza de azúcar morena

¼ taza de nueces

¼ taza de albaricoques deshidratados picados

¼ taza de higos deshidratados picados

1 taza de hojuelas de avena

¼ taza de semillas de calabaza

Preparación:

Precaliente el horno a 350 grados. Corte las nueces en trozos muy pequeños. En una sartén, mezcle la mantequilla de maní, el azúcar y la melaza. Cocine durante aproximadamente 5 minutos a muy baja temperatura. Revuelva bien. Deje hervir. La mezcla debe estar húmeda y ligeramente pegajosa, no seca. Retire del fuego y mezcle con las nueces, las frutas deshidratadas, las hojuelas de avena y las semillas de calabaza.

Hornee durante aproximadamente 30 minutos. Deje enfriar durante una o dos horas antes de cortar en 10 barras iguales.

Valores nutricionales:

Carbohidratos 26.4g

Azúcar 4.6g

Proteínas 19.5g

Grasas Totales 12.2 g

Sodio 21,9mg

Potasio 368mg

Calcio 111mg

Hierro 25.3mg

Vitaminas (Vitamina C; B-6; B-12; A-RAE; D; D-D2+D3; K-filoquinona; Tiamina; Riboflavina; Niacina)

Calorías 219 Kcal

46. Barras de proteína con cúrcuma y frambuesas

Ingredientes:

½ taza de leche de soya

1 taza de banana triturada

1 taza de harina de coco

½ taza de cúrcuma

2 claras de huevo

½ taza de nueces ralladas

½ taza de frambuesas

Preparación:

Esta receta es muy sencilla de preparar. No requiere de cocinar u hornear. Todo lo que necesita es una licuadora para mezclar todos los ingredientes durante algunos minutos. Vierta la mezcla en moldes para barras de proteínas y deje en el congelador durante algunas horas. Una vez listas, conserve en el refrigerador.

Valores nutricionales:

Carbohidratos 21.3g

Azúcar 6.4g

Proteínas 19.5g

Grasas Totales 11.4 g

Sodio 33,7mg

Potasio 343mg

Calcio 133mg

Hierro 13.2mg

Vitaminas (Vitamina C; B-6; B-12; A-RAE; D; D-D2+D3; K-filoquinona; Tiamina; Riboflavina; Niacina)

Calorías 232.4 Kcal

47. Barras de proteína con pimienta roja

Ingredientes:

3 cucharadas de cacao en polvo

1.5 taza de almendras

½ taza de harina de trigo sarraceno

2 cucharaditas de canela

½ cucharadita de pimienta roja molida

½ taza de chocolate picado (80% de cacao)

1 taza de azúcar morena

1 taza de miel

Preparación:

Precaliente el horno a 250 grados. Mezcle el cacao, las almendras picadas, la harina de trigo sarraceno, la canela y la pimienta, en un bol grande. En una olla, derrita el chocolate, el azúcar y la miel a baja temperatura. Revuelva bien y agregue la mezcla seca. Mezcle bien y retire del fuego. Deje enfriar por un rato y forme 10 barras de proteína con sus manos o con el molde.

Espolvoree un poco más de cacao en polvo, sólo para decorar. Hornee durante aproximadamente 30 minutos. Retire del horno, deje enfriar y conserve refrigerado.

Valores nutricionales:

Carbohidratos 21g

Azúcar 5.4g

Proteínas 19.3g

Grasas Totales 12.3 g

Sodio 32,2mg

Potasio 236mg

Calcio 121mg

Hierro 23,2mg

Vitaminas (Vitamina C; B-6; B-12; A-RAE; D; D-D2+D3; K-filoquinona; Tiamina; Riboflavina; Niacina)

Calorías 219 Kcal

48. Barras de proteína con moras

Ingredientes:

1 taza de moras

1 taza de hojuelas de maíz

1 taza de queso bajo en grasas

1 cucharadita de extracto de moras

½ taza de harina de arroz

Preparación:

Otra receta súper sencilla. Mezcle los ingredientes con una batidora eléctrica. Utilice moldes para barras de proteína para preparar 10 barras con esta mezcla. Precaliente el horno a 350 grados y hornee sus barras de proteína durante 15 minutos. Retire del horno, deje enfriar durante aproximadamente una hora y luego refrigere.

Valores nutricionales:

Carbohidratos 19,1g

Azúcar 3.4g

Proteínas 18.5g

Grasas Totales 13.2 g

Sodio 35,2mg

Potasio 392mg

Calcio 121mg

Hierro 21.3mg

Vitaminas (Vitamina C; B-6; B-12; A-RAE; D; D-D2+D3; K-filoquinona; Tiamina; Riboflavina; Niacina)

Calorías 211 Kcal

OTROS GRANDES TÍTULOS DE ESTE AUTOR

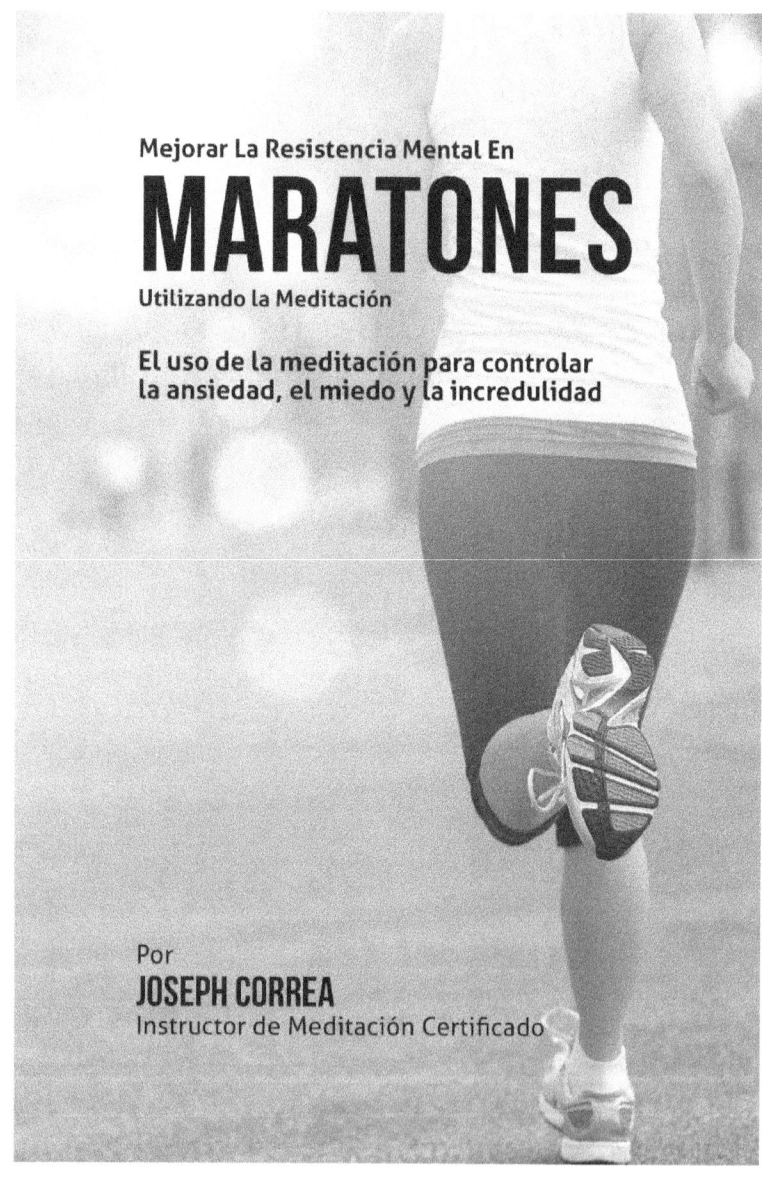

Mejorar La Resistencia Mental En

MARATONES

Utilizando la Meditación

El uso de la meditación para controlar
la ansiedad, el miedo y la incredulidad

Por
JOSEPH CORREA
Instructor de Meditación Certificado